RÉPUBLIQUE ARGENTINE

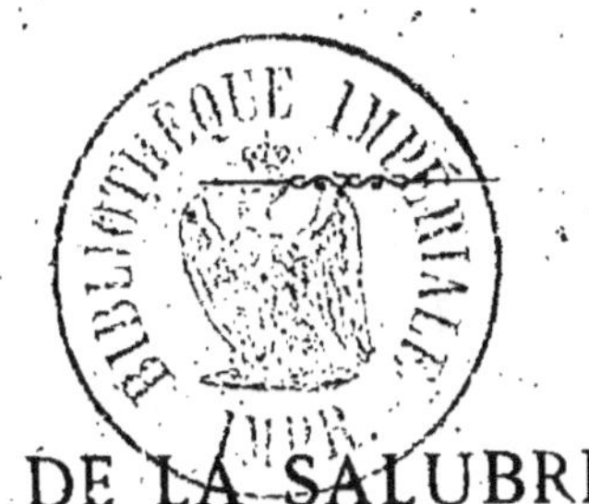

DE LA SALUBRITÉ

DU

CLIMAT DES ANDES

(par le Dr Scrivener)

ANGERS

IMPRIMERIE P. LACHÈSE, BELLEUVRE ET DOLBEAU

13, Chaussée Saint-Pierre, 13

—

1868

RÉPUBLIQUE ARGENTINE

DE LA

SALUBRITÉ DU CLIMAT DES ANDES

Nous empruntons à un article intéressant, publié il y a quelque temps dans « la Revista de Buenos-Ayres, » les détails suivants sur le climat des Andes et des montagnes de la province argentine de Cordova. L'auteur de ce travail est le Dr Scrivener, établi depuis longues années dans cette partie de l'Amérique du Sud et « la Revista de Buenos-Ayres » est un recueil important, où les personnes qui s'occupent de ces contrées trouveront une foule de renseignements exacts et précieux : Cette publication périodique, où l'histoire et la littérature du pays ont été l'objet de fort bons articles, est déjà parvenue au XIIIe volume, chaque volume de 640 pages, dans le format in-8°.

Le ciel des Andes est du bleu le plus pur et le plus brillant, et l'atmosphère d'une clarté et d'une transparence telles, qu'on voit les objets de très-loin. Le voyageur croit y toucher, quand en effet il a encore à marcher pendant plusieurs jours pour arriver au point qui lui semblait à quelques pas.

Ce beau climat est très sain ; la légèreté de l'air produit sur les sens un effet exhilarant, leur donne une nouvelle force et double leur activité. La grandeur et la magnificence du spectacle qu'offrent ces prodigieuses montagnes frappent singulièrement l'esprit et remplissent l'âme d'un sentiment de vénération religieuse.

J'ai souvent traversé ces montagnes, et par conséquent je puis attester la salubrité du climat, comme celle de toute la route qui conduit de la province de Cordova aux rivages de l'océan Pacifique. Sur cette vaste étendue de pays, la phthisie tuberculeuse, ce funeste ennemi de l'homme, si justement redoutée par les habitants de Lima et de Buenos-Ayres, est entièrement inconnue.

Pendant un séjour et des voyages de près de dix années, qui m'ont fait connaître le pays dans toutes les directions, je n'y ai jamais vu cette maladie et n'en ai jamais entendu parler par d'autres, comme y existant, et le Dr Smith, après avoir dit que la phthisie tuberculeuse naissante, ordinairement accompagnée de crachements de sang plus ou moins graves, est une des affections pulmonaires les plus communes à Lima et sur d'autres points de la côte du Pérou, ajoute : « mais on la guérit presque certainement si on la prend à temps, en transportant le malade de la côte à la haute vallée de Jauja, qui va en s'élevant jusqu'à dix ou onze mille pieds au-dessus du niveau de la mer. C'est un fait bien connu de temps immémorial, et une expérience fréquemment renouvelée par les habitants et les médecins du pays, et j'ai vu des malades qui, envoyés de la capitale du Pérou à Jauja dans un état de phthisie déjà très-avancé, avec des ulcérations et des cavernes bien marquées aux poumons, revenaient à Lima, au bout de quelque temps, sans fièvre et avec tous les symptômes qui annonçaient un point d'arrêt dans la maladie ; mais elle reparaissait après un séjour prolongé sur la côte, et pour en prévenir les ravages il fallait de nouveau que le malade recourût au même remède : l'air des montagnes, qui déjà lui avait fait tant de bien. »

Ainsi on voit que le docteur Smith proclame l'efficacité de l'air des montagnes du Pérou pour guérir la consomption pulmonaire au premier degré, et en arrêter la marche quand la maladie est plus avancée. C'est un témoignage que me permet de confirmer ma propre expérience pendant un séjour de seize ans au Pérou.

D'après le Dr Jourdant [1] « la phthisie est très-rare à de grandes altitudes, ce qu'il ne faut pas attribuer à la latitude des lieux, mais à leur élévation au-dessus du niveau de la mer ; car Mexico et Puebla, où cette maladie est presque inconnue, sont situés par la même latitude que Vera-Cruz, où elle est fréquente... » Et il ajoute « que le malade se trouve considérablement soulagé sur les hauts plateaux ; » ce qu'il attribue à l'existence de moins d'oxigène dans un air plus raréfié.

On peut d'après ces faits affirmer avec confiance que la phthisie pulmonaire naissante sera presque certainement guérie par un séjour de quelque temps dans les pays de montagnes qui s'étendent à différentes hauteurs, depuis la province de Cordova, dans la République Argentine, jusqu'à la vallée du Rimac, au Pérou, et que si la maladie est plus avancée ses progrès seront contenus, et l'existence du malade sera prolongée de plusieurs années.

On doit donc sérieusement examiner si les personnes atteintes d'affections pulmonaires ne feraient pas bien de demander le rétablissement de leur santé aux climats salubres

---

[1] Voir « Les Altitudes de l'Amérique tropicale, au-dessus du niveau des mers, au point de vue de la constitution médicale. »

dont je viens de parler, de préférence à Madère, à l'Italie et au midi de la France, pays où la phthisie prend naissance et où tant de malades sont allés vainement, et trop souvent même n'ont trouvé qu'une aggravation positive de leur mal.

Il y a, dit M. Burkhardt [1], « quelque chose comme le glas de la mort dans l'ordre d'un médecin qui envoie le malheureux phthisique dans ces lieux si connus pour avoir été le tombeau de milliers d'autres, venus avant lui dans l'espoir d'y recouvrer la santé. » Mais dans les montagnes de Cordova, dans les hautes vallées des Andes, la salubrité d'un climat moins trompeur permet au malade de plus heureux résultats. De quelque partie du monde qu'il s'y rende, il y trouvera ou un grand adoucissement à ses maux, ou leur entière guérison avec le temps, grâce à la nature du pays qui ne permet pas aux affections pulmonaires d'y prendre naissance. Ceux qui en ont contracté ailleurs, sur les bords du Parana ou de la Plata, vont chercher dans ces montagnes et y trouvent pour leurs maux un remède d'une efficacité durable. L'imagination du malade qui s'y transporte n'est pas tristement assiégée par les images de milliers de victimes qui l'ont précédé sur le même théâtre d'espérances déçues, et dont le souvenir projette une ombre mortelle sur des êtres abattus par la souffrance et languissant dans l'isolement, loin des objets chéris que peut-être ils ne reverront plus, et des voix aimées qu'il ne leur sera plus donné d'entendre. Là, au contraire, dans ces paysages grandioses, au milieu des magnificences d'une nature nouvelle pour lui, et qui de toutes parts réveilleront sa pensée et la distrairont du sentiment de ses maux, l'étranger s'abandonnera à l'espoir le mieux fondé d'en être complétement affranchi et rendu à toutes ses affections.

Nous croyons que quand les bienfaisants résultats d'un séjour dans ces montagnes de l'Amérique du Sud seront plus

[1] Voir « Syrie et la Terre-Sainte. »

généralement connus en Europe, un grand nombre de phthi-
siques iront y chercher le rétablissement de leur santé et la
rénovation de leur système.

Ce sont les montagnes de la province de Cordova que nous
serions le plus disposé à recommander aux personnes atteintes
d'affections pulmonaires, et de préférence aux Andes de la
Bolivie, parce qu'elles sont d'un plus facile accès par la Plata,
et offrent des paysages plus variés, un plus grand nombre
d'objets propres à distraire l'esprit et à l'occuper agréable-
ment. La facilité des communications et la rapidité du passage
se joignant à l'espoir du rétablissement de leur santé, suffi-
raient seuls pour déterminer à entreprendre ce voyage.

De France comme d'Angleterre, le passage est de trente-
quatre jours. Outre plusieurs entreprises particulières de ba-
teaux à vapeur qui partent de Londres, d'Anvers, de Mar-
seille, de Liverpool, deux grandes compagnies, l'une fran-
çaise avec départ de Bordeaux le 25 de chaque mois, l'autre
anglaise avec départ de Sonthampton le 9, subventionnées
par leurs gouvernements respectifs pour le transport des cor-
respondances, font un service aussi régulier que sûr et com-
mode, dont Buenos-Ayres est le terme. A Buenos-Ayres on
s'embarque sur un bateau à vapeur pour la ville de Rosario,
qui est admirablement située sur les bords du Parana, et qui
est le meilleur port de la Confédération Argentine, où l'on arrive à peu près en 26 heures.

A Rosario on prend le chemin de fer central argentin et le
même jour on arrive à Cordova.

C'est près de Cordova que commencent les « Serranias, »
ou régions montagneuses qui vont jusqu'à la vallée du Rimac,
sur une étendue d'environ mille lieues. On ne tardera pas,
nous assure-t-on, à fonder un établissement sanitaire dans les
montagnes de Cordova, pour y recevoir et y traiter les phthi-
siques ; et si on exécute ce projet, nous pouvons répondre que
les visiteurs n'y manqueront pas pour faire prospérer l'éta-

blissement, et payer ainsi le service qu'il leur aura rendu. Le pays lui-même, qui est très-pittoresque et curieux, attirera les voyageurs, et les malades y gagneront par l'animation que les premiers y répandront.

La ville de Cordova est située dans une vallée profonde, sur les bords d'une petite rivière, au milieu d'une nature très-riante.

A mesure qu'on avance de la ville au cœur de la montagne, le climat et la température changent avec l'élévation croissante du sol, et l'influence de ces changements graduels est du plus heureux comme du plus agréable effet sur le voyageur malade.

Les sommets et les flancs de la montagne sont couverts de grands arbres et d'arbustes ; le fond des vallées est d'une grande richesse, donnant en abondance le maïs, le blé, l'orge, beaucoup de fruits et de légumes d'Europe, et en général, répondant aux travaux et aux soins de l'agriculteur par les produits les plus variés. Gros bétail, chevaux, mulets, moutons et chèvres y trouvent d'excellents pâturages, et s'y multiplient sans cesse. Les Guanacos et autres animaux sauvages peuplent les parties plus retirées du pays. La laine des moutons est d'une qualité supérieure, et fort estimée sur les marchés européens.

Les plaines sont couvertes d'arbres de différentes espèces, plusieurs fort élevés, dont les larges branches ombragent et embellissent la campagne. Le bois des arbres est excellent, soit pour la charpente, soit même pour l'ébénisterie.

On trouve dans ces montagnes des mines d'or, d'argent, de cuivre et de fer ; c'est le dernier de ces métaux qui est le plus abondant, et il est de très-bonne qualité. Il y a aussi des carrières de très-beau marbre et de toutes couleurs, avec de la pierre à chaux très-blanche. En un mot, la nature a prodigué à peu de pays dans le monde une telle variété de produits végétaux et minéraux, et une telle richesse en animaux, qu'elle l'a fait à la province de Cordova.

Tant d'avantages naturels, et une pareille abondance de tout ce qui est nécessaire à la vie de l'homme, ainsi que favorable à son bien-être et à ses jouissances, ne peuvent manquer de développer bientôt les richesses, l'industrie et la population de ce pays. Les Jésuites, qui y avaient fondé de grands établissements, et avaient à Cordova le siége principal de leur Ordre dans cette partie de l'Amérique, étaient, comme on le sait, remarquables par le choix habile et heureux des localités où ils se fixaient, sous le rapport de la salubrité comme de la fertilité. Ils avaient élevé dans la capitale de la province les plus belles églises de la Confédération Argentine ; ils avaient de grands domaines dans la province, avec de belles résidences, qui étaient des modèles d'art et de bon goût, et réunissaient toutes les convenances de leur destination. Les beaux édifices de Santa-Catalina, Jésus-Marie et Caraga sont justement célèbres, et font l'admiration de tous les voyageurs qui les ont visités.

Un éminent écrivain a dit que la plus grande merveille du siècle était une locomotive à vapeur, et que depuis cette invention le nombre des voyageurs s'est accru avec la facilité des transports ; que plus ces facilités se sont développées, plus les voyages se multiplient. La République Argentine n'a pas méconnu l'importance de ce grand fait, et le pays compte plusieurs chemins de fer, les uns déjà exécutés et exploités, les autres en construction. Un des plus importants est le chemin de fer central argentin, de Rosario à Cordova, et déjà terminé sur une partie considérable de son parcours. Son prochain achèvement sera de la plus grande utilité pour le commerce du pays. Cordova est maintenant l'entrepôt de tous les produits de l'intérieur ; cuirs, laine, coton, indigo, sucre, vins, blé, tabac, peaux d'animaux sauvages, or, argent, cuivre, fer et autres marchandises, y sont apportés des provinces voisines, expédiés à Rosario par chemin de fer, et là embarqués pour Buenos-Ayres ou directement pour l'Europe.

Ce chemin de fer a 248 milles anglais, ou 82 lieues de long. Depuis l'ouverture de la ligne jusqu'à Villaneva, le mouvement des voyageurs a été constamment en augmentant, et augmentera dans de plus grandes proportions quand le chemin sera exploité jusqu'à Cordova. Mais il ne servira pas seulement aux affaires et au commerce; on fera ce voyage par plaisir, pour voir la ville et admirer les montagnes de la province, sorte de paysage qui n'existe pas dans celle de Buenos-Ayres. L'ami de la nature y trouvera de quoi admirer en tout genre. Le minéralogiste y verra des minéraux intéressants, et le botaniste des plantes qui méritent l'observation de la science. Aussi, sommes-nous persuadé qu'avant un grand nombre d'années, on viendra de Buenos-Ayres et d'ailleurs, bâtir des maisons de campagne dans ces belles contrées favorisées d'un si bon climat, et il ne sera pas difficile d'y trouver les sites les plus romantiques pour ces résidences d'agrément, que multiplieront les progrès de la richesse et du bien-être général.

Angers, imp. P. Lachèse, Belleuvre et Dolbeau-8-1766